DE LA

DÉMENCE PRÉCOCE

CHEZ LES

JEUNES ALIÉNÉS HÉRÉDITAIRES

PAR

Georges GAUTHIER

DOCTEUR EN MÉDECINE DE LA FACULTÉ DE PARIS

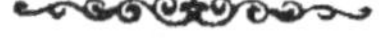

PARIS

ALPHONSE DERENNE

52, Boulevard Saint-Michel, 52

1883

A MES PARENTS

A MES AMIS

A MON PRÉSIDENT DE THÈSE

M. LE Dr BALL

Membre de l'Académie de Médecine
Professeur à la Faculté de Médecine de Paris
Médecin de l'Asile Sainte-Anne
Officier de la Légion d'honneur

A M. LE Dr CAMUSET

Médecin des asiles de la Seine

DE LA

DÉMENCE PRÉCOCE

CHEZ LES

JEUNES ALIÉNÉS HÉRÉDITAIRES

I

La démence, c'est-à-dire l'affaiblissement progressif des facultés mentales, vient très souvent compliquer, et même parfois remplacer complètement les diverses espèces de folie. Mais le moment où la diminution des fonctions intellectuelles se combine ou se substitue ainsi à leur perversion est particulièrement variable, selon les circonstances.

Cette grande question de la démence considérée sous le rapport de l'époque de son invasion constituerait une étude d'un haut intérêt; mais, avec nos faibles ressources scientifiques, nous n'osons pas entreprendre un travail aussi difficile. Nous allons seulement essayer d'aborder un des côtés du problème.

Soit pendant notre internat à l'asile des aliénés de Bonneval, soit dans les différents services de clinique des maladies mentales que nous avons suivis, nous avons été frappé de la *précocité* de la démence chez des sujets jeunes, mais prédisposés héréditairement. Ces malades, après quelques mois d'un délire variable, arrivent souvent à la déchéance intellectuelle, malgré les soins hygiéniques et médicaux auxquels on les soumet.

Nous avons résumé les observations de ce genre qui nous ont paru les plus concluantes, et c'est ce travail qui fait le sujet de notre thèse inaugurale.

Plusieurs des observations nous ont été communiquées par notre ami, M. le Dr Camuset, médecin à l'asile de Vaucluse; que M. le Dr Camuset reçoive ici nos remerciements bien sincères.

II

Les anciens auteurs considéraient la démence comme une des formes simples des maladies intellectuelles. Les lésions cadavériques, d'ailleurs bien peu étudiées à cette époque, étaient regardées comme des conséquences, et non comme des causes de la maladie, les affections mentales étant des affections *sine materia* (*Pinel, Traité médico-philosophique de l'aliénation mentale*). Esquirol voyait aussi dans la démence une forme simple de folie, mais pouvant se compliquer de manie, de paralysie, etc... Il la définit ainsi : « une forme de folie, dans laquelle les insensés déraisonnent, parce que les organes de la pensée ont perdu leur énergie, et la force nécessaire pour remplir leurs fonctions » *Esquirol, Traité des maladies mentales*).

Mais, depuis la découverte de la paralysie générale progressive, les recherches anatomo-pathologiques ayant pris un grand essor, on en est arrivé à établir que la démence n'est plus, à proprement parler, une folie ; mais bien une diminution, par suite de lésion, des facultés intellectuelles. La raison anatomique en est devenue manifeste. Le cerveau fonctionne mal, parce que ses parties élémentaires sont atteintes dans leur constitution physique.

Dans l'article démence, du *Dictionnaire encyclopédique des Sciences médicales*, M. le professeur Ball et M. le docteur Chambard donnent d'une façon très claire l'état de la science sur ce sujet. Ils classent les démences en :

1° Démences organiques :

2° Démences toxiques :

3° Démences névropathiques, cette dernière classe se subdivisant en :

a. Démence vésanique :

b. Démence névrosique :

C'est la démence vésanique seule qui doit nous occuper. Comme les autres, elle a des lésions anatomiques, et c'est là son caractère nécessaire. Les cellules nerveuses de la substance grise, les vaisseaux sont atteints, et ils le sont d'une façon irrémédiable.

La caractérisque de la lésion ultime est pour la cellule, la dégénérescence granulo-graisseuse. Pour les vaisseaux, elle est variable : c'est tantôt la prolifération nucléaire, tantôt un degré plus avancé de la dégénérescence athéromateuse, tantôt enfin la production d'anévrysmes miliaires.

La division dont nous venons de parler est excellente, comme description didactique. Mais, au point de vue doctrinal, elle prête à la critique ; car toutes les démences sont organiques, et c'est là leur condition forcée. Il n'y a de démence vraie, que quand il y a lésion irrémédiable de la cellule. C'est d'ailleurs l'opinion des auteurs que nous venons de citer.

L'anatomie pathologique de la démence, étudiée à notre époque (depuis Marcé jusqu'à M. Luys) est établie sur des bases certaines. Il est par conséquent inutile d'insister sur l'incurabilité de la démence vraie. Si Esquirol admettait des guérisons rares, il est vrai, dans les démences chroniques, non compliquées de paralysie, on sait depuis les travaux de M. Baillarger sur la stupeur, la raison de l'appréciation erronée du maître français.

Dans ces derniers temps, M. le professeur Ball, dans sa description de la torpeur cérébrale, a soin de faire ressortir la différence qui existe entre cet état de dépression intellectuelle souvent curable (ce traumatisme moral, comme l'appelait M. Lasègue), et la démence véritable qui est incurable.

En résumé, la démence, conséquence physiologique de la dégénérescence des éléments nobles du cerveau peut être produite par des raisons pathogéniques multiples : Par la sénilité ; par des intoxications diverses ; par des lésions encéphaliques nombreuses, localisées ou diffuses ; par des névroses comme l'épilepsie ; et enfin par des psychoses pures, comme les différents délires vésaniques qu'on observe journellement.

Toutes les considérations qui précèdent ne font qu'incidemment partie de notre travail. Elles étaient cependant nécessaires, et nous devions donner au moins un résumé de l'état actuel de la science sur ce sujet.

III

Toutes les vésanies n'entraînent pas nécessairement la démence. Quelques-unes ne provoqueraient même jamais cette complication. C'est ainsi que certaines *folies lucides*, et particulièrement la forme décrite par MM. Baillarger et Legrand du Saulle, sous le nom de *folie du doute*, ne se termineraient jamais par la démence. Il est admis aussi que le délire des persécutions aboutit rarement à la déchéance démentielle. La *folie circulaire*, ou à double forme, elle, ne se terminerait à peu près jamais par la démence (Ritti, *Traité de la folie à double forme*).

Il est à remarquer que ces différentes folies, qui n'amènent jamais la démence, comme la folie du doute, ou la folie circulaire, ou qui ne l'amènent que rarement (et, alors, toujours tardivement), sont en général des folies héréditaires. M. Ritti (*ouvrage cité*), établit que dans la folie à double forme, l'hérédité est la règle.

Quant au délire des persécutions, il en est presque toujours de même. Nous parlons du délire des persécutions vrai, tel que M. Lasègue l'a étudié. Nous ne nous occupons pas des délires de persécution divers, fréquents dans beaucoup d'entités morbides, la folie alcoolique par exemple.

Non seulement, la forme de la psychose influe sur la production de la démence, mais bien d'autres conditions viennent hâter ou retarder cette triste terminaison de la folie. L'âge des malades est un des facteurs les plus importants. Il est reconnu depuis longtemps que plus l'aliéné est âgé, moins il a de chance de guérir (*Esquirol, Traité des maladies mentales*).

L'hérédité est une condition très mauvaise au point de vue de la guérison. Mais on peut dire qu'en général, les héréditaires guérissent et retombent successivement. Ils ont beaucoup d'accès, mais chez eux la démence n'est pas précoce.

Même dans les formes à lésions anatomiques bien établies, à processus fatal, comme la paralysie générale, l'hérédité imprime une marche plus lente à la maladie. La paralysie générale des héréditaires évolue plus lentement que celle des individus indemnes d'antécédents morbides. C'est ce qu'a très bien démontré M. le docteur Doutrebente (*Annales médico-psychologiques*).

Enfin les conditions extérieures influent beaucoup sur la production de la démence : une mauvaise hygiène, les mauvais traitements, la grossesse et l'allaitement (*Marcé, Traité des maladies mentales*), sont plus ou moins défavorables. Il faut le dire aussi : un traitement médical exclusif, basé sur des appréciations théoriques erronées, a eu autrefois des conséquences néfastes : nous voulons parler de l'usage exagéré des saignées et des sédatifs. Enfin, M. le professeur Ball se demande avec raison si l'abus de certains médicaments narcotiques, à la mode aujourd'hui, « ne conduirait pas en définitive au même résultat » (*Ball, Leçons sur les maladies mentales*).

Ayant restreint notre étude de la démence précoce à une condition spéciale, nous laisserons de côté ces nombreux facteurs, dont la grande importance ne nous échappe pas, mais qui s'écartent de cette condition. Nous ne devons nous occuper que des aliénés jeunes et entachés d'hérédité.

Nous avons été amené par l'observation des faits, à la conclusion suivante : un grand nombre des jeunes déments que nous avons observés étaient des héréditaires, et ils présentaient antérieurement à l'invasion de la folie qui, chez eux, s'est terminée par la démence, des signes somatiques ou psychiques, et souvent somatiques et psychiques de dégénérescence héréditaire.

Il y aurait donc là contradiction marquée avec ce qui se passe dans des circonstances analogues. En effet, nous venons de voir que les différents auteurs s'accordaient à admettre que, si les folies héréditaires offraient moins de chances de guérison que les autres, elles n'amenaient la démence que tardivement, souvent même ne l'amenaient jamais. C'est au point que cette marche particulière de la folie pouvait être regardée comme fournissant un bon caractère d'hérédité chez les malades atteints.

Cette contradiction nous a frappé, et c'est peut-être ce qui donne quelque intérêt à nos recherches.

IV

Les observations que nous avons recueillies à l'appui de notre thèse sont assez nombreuses. Nous donnons celles qui nous paraissent les plus concluantes. Les deux premières seules seront détaillées ; nous abrégeons les autres pour éviter des répétitions.

Obesrvation I

J..., Louis, vingt ans, sans profession, entré à l'asile de Vaucluse le 26 juillet 1881 avec les certificats suivants :

1° Certificat de la préfecture de police : Débilité intellectuelle, Dépression mélancolique. Idées de persécution. Crainte d'être coupé en morceaux et jeté à l'eau. Accès supposés de catalepsie, quelques excès alcooliques récents.

Signé : Legrand du Saulle. »

2° Certificat de Sainte-Anne : « Débilité mentale avec hallucinations et prédominance d'idées de persécution. Quelques excès de boisson.

Signé : Magnan. »

Ce malade est grand, fort, mais il a le crâne légèrement asymétrique et les oreilles sont très écartées de la tête. Ce sont là les seuls signes de dégénérescence physique qu'il présente. Il a eu des convulsions dans sa première enfance, et vers l'âge de dix ans, il a présenté plusieurs attaques de catalepsie (diagnostiqués par un médecin). Ensuite il a eu des hallucinations de l'ouïe : le parquet lui parlait. Il a pu apprendre à lire et à écrire, mais avec beaucoup de peine. Quant à l'hérédité morbide, son père qui nous donna des renseignements est un petit homme malingre, nerveux, évidemment prédisposé. Il avoue que sa mère, (la grand'mère du malade), était originale et qu'elle a *perdu la tête* vers son retour d'âge. Un oncle du malade a eu de la folie alcoolique.

Voici l'histoire du malade pendant son séjour à l'asile :

Arrivé en délire mélancolique avec idées de persécution, il ne tarda pas à tomber en stupeur. La période de stupeur dura cinq mois ; il fallut, pendant ce temps, le faire manger à la cuillère. Il restait absolument muet et immobile où on le plaçait, bavait et gâtait. Les différents traitements essayés contre cet état furent infructueux. Un matin, brusquement, pendant la visite, J... se mit à crier et à injurier ; et, à partir de ce moment, il entrait dans une période d'agitation maniaque qui se termina par la démence.

Ce sujet est encore à l'asile aujourd'hui et on doit le maintenir au quartier des agités pour de fréquents accès impulsifs qui le rendent dangereux. Il n'a plus de mémoire, ne se rend nul compte de sa situation, est toujours inactif, collectionne tout ce qu'il trouve et est devenu *très gros.*

Voilà donc un jeune homme héréditaire, névropathe pendant toute son enfance, qui, à l'âge de vingt ans, est pris d'un délire mélancolique lequel se transforme après quelques mois de stupeur en délire expansif avec agitation, lequel, à son tour, fait bientôt place à la démence qui survient ainsi un an environ après le début de la maladie. Enfin le malade est sujet à des manifestations impulsives.

Observation II

D.... Alfred, 23 ans, comptable, entre à l'asile de Vaucluse le 26 septembre 1881, avec les certificats suivants :

1° Certificat de la préfecture de police : « Excitation maniaque avec hallucinations multiples, loquacité, chants, cris, divagations, fureurs passagères. Pression grave exercée à la gorge de sa mère. Tentative d'incendie. Soupçons d'épilepsie : » (*Signé*, Legrand du Saulle, 13 septembre 1881).

2° Certificat de Sainte-Anne : « Excitation maniaque avec hallucinations multiples, loquacité ; frayeurs, prédominance d'idées de persécution (*Signé*, Magnan).

D... Alfred est un jeune homme d'une taille petite, mais bien proportionnée, d'une excellente santé. Aucun signe de dégénérescence physique. Crâne normal, oreilles bien faites et bien attachées. Il n'a jamais eu de maladies sérieuses, mais a toujours eu un tempérament très nerveux. Bon travailleur, mais ordinairement sombre, d'aspect mélancolique. Enfant, il a eu des convulsions.

Antécédents héréditaires. — Rien du côté maternel. Le père qui était très nerveux, et plus que bizarre, vient de mourir d'une fièvre typhoïde. Dans son entourage, on le disait *à moitié fou*. Il avait un frère unique (l'oncle paternel du malade), qui est mort aliéné après avoir séjourné longtemps dans une maison spéciale. Enfin notre malade n'a qu'un frère, encore enfant, mais d'une débilité mentale native reconnue. Ce frère a eu des convulsions, et est actuellement sujet à des hallucinations de l'ouïe, qui l'empêchent de suivre les classes de la pension où on l'avait placé. En résumé hérédité directe.

Dès son arrivée à Vaucluse, D... doit être maintenu en cellule. État continuel d'agitation, avec accès paroxystiques. Il gémit, est tourmenté par des hallucinations terrifiantes. Cet état qu'on pourrait appeler *mélancolie anxieuse avec agitation*, persiste pendant quinze jours ; et, à plusieurs reprises, il faut alimenter le malade avec la sonde. Puis l'anxiété diminue peu à peu ; et six semaines après l'arrivée à l'asile, c'est-à-dire, en novembre 1881, ce délire se transforme complètement : D... est gai, il rit seul, et prononce des phrases incohérentes, mais rappelant toujours des choses gaies. Il reste parfois longtemps immobile, la physionomie béate, parlant à voix basse, et certainement en proie à des hallucinations agréables.

La pensée d'une folie à double forme, étant surtout donné l'hérédité morbide de ce sujet, pouvait venir à l'idée. Il n'en était rien : l'intelligence s'affaiblit d'une facon rapidement progressive, et en janvier 1882, c'est-à-dire trois mois et demi après le début de la maladie, la démence était complète.

Depuis cette époque, c'est-à-dire depuis dix-huit mois, D... est dans le même état. Il appartient à la catégorie des déments appelés *déments gais*. Plus de mémoire, plus de sentiments affectifs. Il ne reconnait plus sa mère, à laquelle il fait des caresses telles, qu'elle est obligée d'abréger ses visites. De plus, il est malpropre, se vautre dans la cour, et passe son temps à ramasser des cailloux. D'autres fois, il se livre à une danse lente, rythmique, accompagnée de paroles incohérentes, toujours les mêmes, et psalmodiées sur un ton monotone. Enfin, et c'est important, il lui arrive de loin en loin, mais de plus en plus rarement, d'être entraîné à des manifestations impulsives. Ainsi, au milieu d'une tranquillité absolue, il se lève tout à coup et vocifère. Cette exaltation dure peu. D'autres fois. il est instantanément agressif et frappe ses camarades. Mais, encore une fois, ces impulsions sont de plus en plus rares et tendent à disparaître.

On peut ainsi résumer cette observation : jeune homme héréditaire, d'un caractère triste et concentré ; pris brusquement d'un accès de folie aiguë, caractérisée par de la lypémanie anxieuse, des hallucinations terrifiantes, et par des actes en rapport avec son état moral. Cet état dure six semaines et est remplacé par un délire gai. Enfin trois mois après le début de la maladie, la démence survient. Cette démence est compliquée d'accès impulsifs, qui tendent de plus en plus à disparaître.

Observation III

B. Eugène, 19 ans, cordonnier, entre à l'asile de Vaucluse le 29 juillet 1882.

Il arrive de Sainte-Anne, où il avait été envoyé pour cause de délire alcoolique. Voici, en effet, les certificats médicaux de cette époque : « Délire alcoolique aigu et fébrile. Hallucinations de la vue. Divagations, refus d'aliments, insomnie, nulle conscience de ses actes » (*Signé* Legrand du Saulle).

A Sainte-Anne, M. Regis diagnostique : « délire alcoolique subaigu, état fébrile. »

Ce malade est petit, brun, maigre. Front très déjeté en arrière. Oreilles grandes, sans ourlet, palais ogival.

Père aliéné. Il n'a qu'une sœur qui est demi-imbécile. Jamais de maladies graves. Il a eu beaucoup de peine à apprendre à lire, et s'est, de bonne heure, livré aux excès vénériens.

Voici son observation à l'asile :

Délire mélancolique ; hallucinations pénibles ; conceptions hypochondriaques. Tremblement des doigts ; insomnie, apyrexie. Le diagnostic est évident : folie alcoolique (alcoolisme subaigu de M. Lasègue). Mais au lieu de se dissiper après quelque temps, ce qui est la règle, le délire persiste et se complique de demi-stupeur. Le malade ne répond plus : Quand on l'excite, il regarde en souriant niaisement. Quelques mois après l'arrivée, la démence est évidente. Incohérence absolue. B..., reste couché dans un coin des journées entières. Il ne connaît plus ses amis, qui viennent le visiter. Il se frappe continuellement la figure et les bras ; il en résulte des plaies superficielles dont il n'a aucun souci. Il collectionne.

Tel il est encore aujourd'hui dans sa section. On note quelques rares accès impulsifs, quand on le dérange, ou quand on s'oppose à ce qu'il s'écorche.

C'est donc un homme héréditaire qui après un unique

accès de folie alcoolique, dont il ne se remet pas, arrive en quelques mois à la démence.

Observation IV

C... André, 18 ans, sans profession, entré à l'asile de Vaucluse en mai 1878.

Pas de renseignements sur les ascendants ; deux frères idiots.

Signes physiques de dégénérescence : crâne aplati d'avant en arrière. Oreilles attachées presque perpendiculairement au crâne.

Ce jeune homme avait pu apprendre à lire et à écrire. Il fut pris brusquement d'un accès d'aliénation mentale, caractérisé par de l'agitation maniaque, et fut séquestré à l'asile.

L'accès maniaque se transforme, en l'espace de deux mois, en une démence maniaque, qui depuis lors, ne fait que progresser. Après moins d'un an de séjour à l'asile, le malade était complètement dément. Les facultés intellectuelles n'existaient plus. Il ne répondait pas, se gâtait ; était affecté de sialorrhée, et passait la plus grande partie de la journée à se promener dans la cour du quartier à petits pas, les jambes très écartées, modulant à chaque pas un son rauque, inarticulé. Pendant deux ans, nous avons vu ce malade dans la même position. On finit par le diriger sur un asile de province.

Ce malade est encore un héréditaire, tombé en démence

progressive après deux mois de folie caractérisée par de l'excitation maniaque.

Observation V

S... Jeanne, 16 ans, entrée à l'asile de Vaucluse le 1er juin 1881 avec le certificat suivant de Sainte-Anne, *signé* Dr Maguan : « Délire mélancolique avec hallucinations probables, aspect inquiet, répond par signes, ne veut pas parler. »

Cette jeune fille bien conformée est irrégulièrement réglée. Sa mère a eu, pendant qu'elle la portait, un délire mélancolique qui a duré pendant presque tout le temps de sa grossesse.

Depuis l'âge de 15 ans, S... Jeanne est devenue sombre et triste. Un jour, elle a quitté sa demeure et elle s'est mise à errer au hasard dans les rues. Arrêtée et conduite à Sainte-Anne, M. Maguan a caractérisé son état dans le certificat précité.

A l'asile on employa inutilement les affusions froides, les toniques, les ferrugineux ; la jeune malade ne sortit pas de sa stupeur et elle glissa progressivement dans la démence.

Cette observation est moins concluante que les autres, parce qu'il est souvent difficile de diagnostiquer la démence confirmée, suite de mélancolie stupide. Ce dernier état offre des symptômes objectifs qui ressemblent fort à ceux de la démence. A quel moment la stupeur s'est-elle compliquée de démence ?

On voit l'objection qu'il est facile de faire à une affirmation dans ces cas. La démence conserve très longtemps, quelquefois même toujours, les marques pathologiques de la maladie qui l'a amenée.

On sait même que pour M. le professeur Ball, pour M. Luys, et aussi pour d'autres auteurs modernes, la démence vésanique n'est pas une entité, M. Luys compte autant de démences qu'il admet de différents genres de folie (Ball, leçons sur les maladies mentales. Luys, traité des maladies mentales. Forille, article démence du dictionnaire de Jaccoud).

Observation VI

B..., Lucie, née en 1847, entrée à l'asile de Bonneval en mars 1879.

Antécédents héréditaires. — Grand-père paternel aliéné, mort à l'asile de Bonneval. Une tante paternelle aliénée. Père mort de congestion cérébrale.

La malade a de l'asymétrie faciale. Bien portante jusqu'à l'âge de vingt-deux ans, elle était cependant d'une débilité mentale reconnue. A cette époque, elle fut violée et l'émotion produite par l'attentat provoqua un accès de mélancolie stupide qui se transforma progressivement en démence, sans qu'on ait jamais noté ni rémission ni amélioration. Au moment où nous observons la malade à l'asile de Bonneval la démence est complète : plus de mémoire. Il est impossible d'obtenir la moindre réponse sensée. B..., n'a aucun soin d'elle-même et est malpropre.

Cette malade héréditaire, d'une débilité mentale native, atteinte de malformation crânienne, devient folle à l'âge de vingt-deux ans. L'affection prend la forme mélancolique et passe progressivement, sans amélioration passagère, à la demence complète.

Observation VII

D..., Marie, 20 ans, sans profession, entre à l'Asile de Bonneval le 4 février 1865. Aspect d'une dégénérée ; crâne très petit. Elle sait lire et écrire.

Mère morte aliénée, un oncle maternel s'est suicidé, une sœur s'est pendue.

Le certificat de l'entrée porte que cette malade qui a été traitée quelques mois auparavant pour une chorée, est en proie à un accès de folie aiguë, caractérisé par une agitation maniaque très violente. Elle casse les vitres, frappe les personnes de son entourage.

Arrivée à l'Asile, elle tombe en demi-stupeur, et d'après les notes mensuelles, nous voyons que cet état ne s'améliore jamais, même passagèrement. Un an après l'entrée de la malade, les notes portent démence complète. C'est du reste dans cet état que nous la voyons : c'est un type de démente, gâteuse, privée totalement de toutes ses facultés.

Encore un cas de jeune héréditaire qui, après un accès, de manie aiguë très court, verse irrévocablement dans la démence.

Observation VIII

B. Jean-Baptiste, 25 ans, entre en juin 1878, à Vaucluse. Ouvrier émailleur. Apparence physique d'un dégénéré. Du reste d'après les renseignements recueillis sur son compte, il a plusieurs aliénés parmi ses ascendants. C'est un jeune homme chétif ; on a pu à grand peine lui apprendre à lire et à écrire.

Crâne mal conformé, petit, comparé à la face. Palais très fortement ogival, oreilles très écartées de la tête. Il bégaie fortement, et à la moindre émotion, est pris de mouvements choréiques de la face et des membres supérieurs. Enfin il boite à la suite d'une coxalgie terminée par ankylose. B. est donc un bel exemple de dégénérescence physique et intellectuelle. Diagnostic au moment de son arrivée à l'asile : «Débilité intellectuelle, excitation par intervalles, idées confuses de persécution. Scandale en face du palais de l'Élysée. » *Signé* Legrand du Saulle.

Ce malade a versé dans la démence au bout d'un temps très court. Trois mois après son arrivée, nous trouvons dans les notes mensuelles « Débilité mentale native, démence mélancolique. » Aujourd'hui la démence est complète. B.. est insensible à tout espèce d'excitant. Plus de mémoire, ni jugement, ni sentiments affectifs. Paroles incohérentes. Cependant il est sujet à des impulsions périodiques, mais de plus en plus rares.

Observation IX

C.. François, 21 ans, employé de bureau, entré à l'asile de Bonneval en juin 1879.

Conformation physique normale ; a toujours été triste et sombre et d'une intelligence médiocre.

Antécédents héréditaires : Père demi-imbécile, scrofuleux ; l'aspect d'un dégénéré.

Ce malade, à la suite de préoccupation causée par l'approche de la conscription, est pris brusquement d'un accès de manie aiguë, et il est amené, en cet état, à l'asile.

L'agitation maniaque ne se dissipe que lentement et, quand elle a disparu, on s'aperçoit que le sujet est en pleine démence. Les facultés intellectuelles sont éteintes.

C..., passe ses journées dans l'inactivité absolue ; il gâte et est même stercophage.

Chez ce malade, la folie a affecté, dès le début, la forme maniaque et la démence est survenue rapidement.

Observation X

B..., Eugéne, 19 ans. ouvrier taillandier, entré à l'asile de Vaucluse le 2 décembre 1882.

Ce jeune homme ne présente aucune anomolie physique, indiquant la dégénérescence. Il est grand, fort et bien constitué. Cependant son père est mort aliéné, et il a une tante maternelle atteinte de folie.

L'hérédité est donc double chez lui. Il a toujours été très nerveux ; il a eu des convulsions infantiles. Quant à son intelligence, elle était plutôt au-dessus de la moyenne.

A la suite d'une blennorrhagie qui l'a profondément affecté, il est devenu triste, sombre et le délire n'a pas tardé à éclater.

Voici le diagnostic donné à cette époque par M. Lasègue à la préfecture de police : « Mélancolie, invasion progres- « sive ; hallucination de l'ouïe ; idées de persécution, « hypochondrie. Conceptions confuses avec conscience, « tentative de suicide par submersion. »

Ce malade, qui est encore à Vaucluse, est tombé rapidement dans un état de démence incontestable. Plus de mémoire. Il ignore le cours du temps et il ne prend aucun soin de lui-même. Il n'a plus de sentiments affectifs.

Ce jeune héréditaire est entré dans la folie par la mélancolie. Après quelques mois de délire, la démence est survenue. Comme beaucoup d'héréditaires, il est sujet à des impulsions agressives, qui vont, du reste, tous les jours, en diminuant de fréquence.

Observation XI.

B..., Louis, 22 ans, employé de commerce, entre à l'asile de Vaucluse en septembre 1872. Mal conformé physiquement ; crâne asymétrique, strabisme. Antécédents héréditaires : Mère ayant eu, à plusieurs reprises, des accès de folie mélancolique. Plusieurs membres de la famille, du côté maternel, ont été atteints de psychose.

Diagnostic à l'entrée à l'asile : « Excitation maniaque, désordre dans les idées, les actions. Se roule à terre. Hébétude intellectuelle. Mémoire peu précise, onanisme invétéré : » *Signé* : Bouchereau, 16 septembre 1872.

Voici les notes médicales mensuelles de ce malade :

Octobre 1872. — Stupeur.

Novembre 1872. — Légère agitation, et affaiblissement intellectuel évident.

Décembre 1872. — Démence confirmée.

Ce malade est toujours à Vaucluse. C'est un dément bien caractérisé. Sa santé physique est bonne, mais ses facultés mentales sont complètement abolies.

La démence progressive est survenue chez ce malade quatre mois après le début de l'accès de folie maniaque.

Observation XII

P..., Pierre, 20 ans, épicier ; entre à l'asile de Vaucluse en février 1883.

Crâne petit, pas d'autres malformations physiques.

Antécédents héréditaires : père mort de paralysie générale progressive ; débilité mentale native, a été élevé à la colonie de Vaucluse, d'où il était sorti pour entrer chez un commerçant à Paris.

Fièvre typhoïde dans l'enfance.

Certificat d'entrée « état maniaque, alternative de surexcitation et de torpeur. Nuits agitées. Cris, chants, courses dans la maison.

A l'asile cet état de surexcitation fait bientôt place à

de la dépression ; le malade devient étranger à ce qui l'entoure, ne répond plus. Il est malpropre, perd les qualités affectives, et enfin, aujourd'hui, c'est-à-dire six mois après son admission, il est en démence indiscutable.

Ici encore, nous avons un exemple de débile héréditaire qui, après un accès de folie avec excitation maniaque, passe vite à la dépression stupide et bientôt après à la démence. Le cycle entier n'a pas duré plus de six mois.

Remarquons enfin que chez ce malade, la débilité mentale a été provoquée ou du moins augmentée par une fièvre typhoïde.

Observation XIII

C... Henry, 19 ans, jardinier, entré à l'asile de Bonneval le 28 mai 1871. Ce malade est petit, mal conformé : palais très ogival, oreilles très grandes, sans ourlet. C... a fait d'assez bonnes études primaires ; il a appris le métier de jardinier et il s'acquittait d'une façon intelligente de son travail, dans la maison où il avait été placé.

Antécédents de famille : mère morte aliénée ; une sœur épileptique.

En 1871, voyant arriver des soldats prussiens dans son pays, il éprouve une telle frayeur, qu'il se met à courir à travers champs, jusqu'à ce qu'une personne arrive pour le ramener épuisé dans sa demeure. Il se laisse docilement conduire, mais on ne peut plus obtenir de lui que quelques monosyllabes. Dès ce moment, il est en stupeur manifeste, ainsi que l'affirme le certificat qui l'amène à l'asile, en mai 1871. Peu à peu cette stupeur se transforme en démence vraie, et c'est dans cet état qu'il est signalé dans les notes mensuelles en septembre 1871.

Actuellement, démence. C... est malpropre, paraît totalement étranger à ce qui se passe autour de lui.

Mutisme complet. Nulle conscience de ses actes. Vie automatique ; en un mot, abolition radicale de toutes les fonctions intellectuelles.

Il nous semble que ces observations, que nous pourrions multiplier, suffisent pour étayer notre thèse, à savoir que : souvent les *jeunes* sujets prédisposés par l'hérédité versent dans la démence à la première atteinte de la folie. Il n'est même pas besoin que l'accès vésanique soit d'une bien longue durée pour amener ce résultat.

Sans doute, on observe aussi très fréquemment des cas dans lesquels les choses se passent tout autrement, et il n'est pas rare de rencontrer de jeunes héréditaires qui sortent indemnes d'une et même de plusieurs attaques d'aliénation mentale. Loin donc d'avoir la prétention d'établir une règle absolue, nous voudrions simplement détacher du grand groupe des héréditaires, une catégorie spéciale de déments précoces. Nous espérons aussi que, quand le sujet sera mieux étudié, on arrivera à connaître les signes cliniques qui permettront de prévoir la terminaison dans les différents cas.

V

Si nous étudions comparativement les treize observations que nous venons de relater, nous trouvons :

1° Que les treize malades, jeunes et héréditaires, étaient tous, sauf un seul, d'une débilité mentale native évidente.

2° Que la plupart présentaient des caractères bien marqués de dégénérescence physique, comme une malformation crânienne, du strabisme, etc.

3° Que beaucoup d'entre eux avaient eu dans leur enfance des accidents névropathiques, particulièrement des convulsions. L'un d'eux (Obs. I) avait même eu des crises de catalepsie et des hallucinations de l'ouïe.

4° Que la forme élémentaire de la folie initiale a été, dans le plus grand nombre des cas, caractérisée par de la dépression — sept cas (Observ. 1, 2, 5, 6, 8, 10, 13). Dans trois cas cette dépression a été portée jusqu'à la stupeur (Obs. 5, 6 et 13).

Dans cinq cas, le délire expansif a ouvert la scène morbide (Obs. 4, 7, 9, 11, 12).

Dans quatre cas le délire s'est transformé, et après avoir été dépressif, il est devenu expansif ou réciproquemment (Obs. 1, 2, 7, 12).

Dans un cas la folie a débuté par du délire alcoolique (Obs. 3).

Enfin, dans un cas (Obs. 8) le délire initial a été plus

complexe encore, puisqu'il se rattachait à la véritable folie des persécutions.

5° Qu'un certain nombre de malades, en démence confirmée, étaient encore impulsifs. — Cette tendance aux impulsions dans la folie héréditaire a été établie par Morel (*Morel. Traité des maladies mentales*). Nous devions naturellement retrouver ce symptôme chez les déments qui nous occupent.

Nous remarquons que la folie débute le plus souvent par de la dépression. Ce serait là un des signes caractéristiques de l'hérédité. M. le Dr Gérente a présenté à la Société médico-psychologique, en 1882, un mémoire sur ce sujet.

Il est encore une forme de début que l'on retrouve souvent. C'est la mélancolie se transformant brusquement en excitation maniaque, ordinairement gaie. Il y a pour ainsi dire *ébauche* d'une folie à double forme ; mais l'analogie avec cette vraie psychose n'est pas de longue durée, car arrive bientôt la démence.

Nos observations se rapportent plus souvent aux hommes qu'aux femmes. Nous n'en tirons pas de conclusions ; cela tient à ce que nous les avons plutôt recherchées dans les services d'hommes. Sur les trois jeunes filles, dont nous donnons l'histoire, deux ont présenté de la stupeur au début. La troisième a eu d'abord un court accès d'excitation maniaque, puis la stupeur l'a bientôt remplacé.

D'après M. le Dr Ritti (communication orale), la démence précoce en général, c'est-à-dire sans tenir compte de l'hérédité, surviendrait souvent après un accès vésanique, caractérisé d'abord par une courte excitation, et ensuite par la stupeur. Ce fait se montrerait particulièrement chez les jeunes hystériques.

Pour ce qui concerne la durée de l'affection mentale, elle est toujours courte ; mais il est impossible de la fixer d'une façon positive.

Au surplus, nous ne voulons pas aborder le diagnostic de la démence. S'il est facile de reconnaitre qu'un sujet est en pleine démence, quelle difficulté n'éprouve-t-on pas à pouvoir préciser le moment où la démence, qui s'établit petit à petit, vient compliquer le délire préexistant ? Des délirants chroniques persistent tels pendant de longues années, sans qu'il soit possible d'affirmer la déchéance intellectuelle. Tel conserve une bonne mémoire, conserve ses sentiments affectifs ; chez tel autre l'incohérence des discours masque le degré de conservation des éléments de l'intelligence.

Ce qui a pour nous une réelle importance, c'est que nos malades étaient tous des êtres déchus congénitalement, tous excepté un seul. Celui-là, à la vérité, semblait bien doué. Il avait facilement fait ses études primaires, les avait même faites brillamment (obs. X). Cet homme n'était cependant pas normal. Si son intelligence était développée, son moral était bien peu solide, puisqu'il a suffi du chagrin causé par une maladie vénérienne légère, pour le rendre en peu de temps aliéné mélancolique.

Tous nos malades sont donc des débiles ; et la plupart d'entre eux ont en outre des signes physiques de dégénérescence.

VI

Nous avons dit, au début de ce travail, que le groupe de déments précoces que nous nous efforçons de détacher de la grande classe des héréditaires, formait en réalité un groupe exceptionnel, puisque l'hérédité semble plutôt favoriser la chronicité de la folie que sa terminaison par la démence.

La clinique, c'est-à-dire l'observation pure et simple des faits, a été notre unique guide ; et la conclusion à laquelle nous sommes arrivé est la conséquence rigoureuse de ces faits observés. Nous n'avons été influencé par aucune idée doctrinale.

Mais, en présence d'un fait, pour ainsi dire exceptionnel, nous nous permettons de risquer une explication théorique. Nos sujets, outre qu'ils sont des héréditaires, sont aussi des dégénérés physiques et psychiques. Ne doivent-ils pas être considérés comme des héréditaires *cérébraux* par opposition aux autres héréditaires *nerveux*?

Depuis que M. Lasègue a enseigné ce qu'on devait entendre par un *cérébral*, de nombreux travaux émanés des médecins spécialistes ont non-seulement corroboré les appréciations du professeur, mais encore ajouté aux déductions primitives. Ainsi, pour ce qui a rapport à la pseudo-paralysie générale alcoolique, M. le professeur Ball a fait voir que les sujets cérébraux sont particulièrement prédisposés à cette forme d'intoxication alcoolique. Un des élèves de M. Ball, M. le Dr Régis, étudiant, à propos d'un mémoire sur la paralysie générale chez la femme, l'influence du tempérament cérébral, s'exprime ainsi, pour expliquer la fréquence plus grande de la paralysie générale chez l'homme : « L'homme est ce qu'on pourrait appeler un *cérébral*.... La femme est essentiellement *nerveuse* » (Régis, *La paralysie générale chez la femme*).

Les cérébraux, en résumé, ont une tendance manifeste aux désorganisations physiques de l'encéphale, quel que soit du reste le processus de la lésion, qu'il s'agisse d'athérome des vaisseaux, comme chez les déments apoplectiques, ou de sclérose diffuse de la névroglie, comme les paralytiques généraux. La conséquence fatale de ces lésions est la démence.

Eh bien, nos malades, qui, presque tous, offrent quelques signes de lésion centrale congénitale (asymétrie faciale, strabisme, etc...) ne sont-ils pas de vrais cérébraux héréditaires ? Quoi de plus naturel alors de les voir verser dans la démence vésanique ?

Nous donnons cette hypothèse qui nous paraît séduisante, mais nous comprenons que ce n'est qu'une hypothèse, et nous n'avons nullement la prétention d'établir une théorie.

CONCLUSIONS

1° On peut établir, parmi les aliénés héréditaires, une classe particulière qui se caractérise par la précocité de la démence.

2° Les malades qui appartiennent à cette catégorie sont jeunes et ils offrent des signes physiques et psychiques de dégénérescence héréditaire.

3° L'accès vésanique primitif (qui précède la démence) est le plus souvent de forme dépressive mélancolique.

4° Cependant toutes les formes de délire peuvent ouvrir le cycle morbide qui se termine par la démence.

5° Ces héréditaires qui versent aussi rapidement dans la démence sont peut-être des *cérébraux*. Cette hypothèse expliquerait cette anomalie de la précocité de la démence dans cette classe d'héréditaires.

Imp. A. DERENNE, Mayenne. — Paris, boulev. Saint-Michel, 52.

Imprimerie A. DERENNE, Mayenne. — Paris, boulevard Saint-Michel, 52.

www.ingramcontent.com/pod-product-compliance
Lightning Source LLC
LaVergne TN
LVHW012022160826
845678LV00002B/968

* 9 7 8 2 3 2 9 6 6 0 0 4 2 *